Sommaire

I0490003

Introduction

Dans tous ce livre, il est question de mon expérience personnelle je vous explique en détaille les solutions que j'ai utilisé et qui on fonctionné sur moi il y a pas de solution miracle juste des changements d'hygiène de vie qui vont clairement vous aidé a supprimé votre acné a la fin je vais vous montré ma routine contre l'acné

Il faut savoir que la quasi-totalité des gens a été touché par l'acné au moins une fois dans ca vie. L'acné est une maladie de la peau qui toucherait huit adolescents sur dix. En principe, l'acné disparaît à la vingtaine et celle qui persiste s'appelle l'acné tardive. L'acné se crée lorsque des follicules pileux se retrouvent bloqués par des cellules de peau morte mélangés à du sébum. Les solutions que je vais vous donné par la suite son aussi bon apprendre pour l'acné a la puberté que tardive.

Le miel pour lutter contre l'acné

Le miel et un ingrédient naturel un très bon anti bactérien, hydratant, antioxydant qui es utile pour combattre l'acné il peut être appliqué sur tous les types de peaux peau grasse, mixte, sèche. L'action antibactérienne du miel permet de désinfecter la peau en absorbant les impuretés qui ont tendance à boucher les pores du visage. En outre, ses propriétés anti-inflammatoires aident à apaiser l'inflammation des boutons rouges. Pour autant, contrairement à d'autres ingrédients naturels efficaces contre l'acné comme le charbon ou l'argile, le miel n'est pas asséchant. Le miel et donc un allié pour lutter contre l'acné surtout pour les peaux sèche

Après avoir lavé votre visage avec un nettoyant ou de l'eau appliqué une couche de miel sur votre visage en insistant sur les zones acnéiques le masque peut être utilisé 2 a 3 fois par semaine pour une duré d'application de 30 a 40 minute

Résultat personnel j'ai réussi a apaisé ma peaux qui devenez sèche avec les traitements que ma dermatologue m'avait conseillé un meilleur teint de peaux observé moins de boutons enflammé (bouton rouge) ces avec ce masque que j'ai eu le plus de résultats sur mon acné au bout de 2 semaine je voyais la différence

Le charbon pour lutter contre l'acné et point noir

Le charbon et très utile contre les points noirs

Le charbon peut être utilisé en cure ou a appliqué sur le visage détoxifiant, désincrustant

Il a énormément de bienfaits L'avantage non négligeable du charbon actif, c'est qu'il convient à toutes les peaux. Mais surtout aux peaux mixtes à grasses

Le charbon nettoie les porcs en profondeur un allié utile contre les point noir et les peaux sujette a la pollution le charbon et pas asséchant donc peut être utilisé tous de même par les gens aux peaux sèche

Le charbon peut très bien être utilisé avec du miel

Les ingrédients pour un masque au charbon et miel

1 cuillère à café de charbon actif,

1 cuillère à soupe, miel

1 cuillère à café d'eau

 Après avoir lavé votre visage avec un nettoyant ou de l'eau appliqué une couche sur votre visage en insistant sur les zones acnéiques le masque peut être utilisé 1 a 2 fois par semaine pour une duré d'application de 25 a 30 minute

Résultat personnel j'ai observé une amélioration aux niveaux de mon nez moins de point noir en ajoutant le charbon

L'argile verts et ses bienfaits sur les peaux grasse, mixte

L'argile verte et pour moi un incontournable pour les peaux mixte a tendance grasse. Elle permet en outre d'absorber l'excès de sébum, c'est pourquoi elle est particulièrement appréciée par les peaux mixte a tendance grasse. Pour les peaux sèches et sensibles, des risques de sécheresse cutanée je conseillerai pour ces type de peau de l'argile rouge ou blanche ou bien de faire des masque a l'argile vert plutôt occasionnellement

Masque a l'argile vert il vous suffit d'avoir de l'argile vert en poudre que vous allez mélanger a de l'eau tiède jusqu'à obtenir une pâte de texture bien élastique. Il faut rincer votre visage avant que l'argile n'ait eu le temps de séché. Car il y a des risques d'abimés la peau

Résultat personnel la peau qui devient plus lisse il ne faut pas trop en abusé 1 fois par semaine ces bien ni laissé trop longtemps sinon la peau peut tirer es s'asséché

L'argile blanche excellent pour les peaux sèche

Contrairement à l'argile verte je conseillerai pour les peaux sèches l'argile blanche particulièrement efficace sur les peaux sensibles, sèches ou irritées. On l'utilise également sur les cheveux secs et les cuirs chevelus, qu'elle débarrasse des impuretés tout en absorbant l'excès de sébum L'argile blanche purifie la peau du visage sans l'agresser. Même les peaux sensibles peuvent ainsi accueillir un masque à l'argile blanche, à laisser poser une dizaine de minutes

Masque a l'argile blanc il vous suffit d'avoir de l'argile blanc en poudre que vous allez mélanger a de l'eau tiède jusqu'à obtenir une pâte de texture bien élastique.

Les bienfaits du bain à vapeur

Le bain à vapeur purifiera votre peau et vous redonnera un teint éclatant de santé. C'est l'action de la chaleur qui va dilater les pores de la peau pour en éliminer les toxines et débarrasser la peau de ses impuretés prenais une casserole ou un bol faite bouillir de l'eau

Ensuite placé votre visage au-dessus du bol ou de la casserole avec une serviette sur votre tête et laissé agir 10-15 minute pour plus d'efficacité vous pouvais aussi ajouter des huile essentiel pour les peaux acnéique citron, tea tree, thym, thé vert

Lavé vous le visage avant d'utilisé le bain a vapeur pour laissé les huile essentiel pénétrer les pores

Je déconseille le bain a vapeur au personne qui on des problèmes respiratoire aux personnes sujettes à la couperose car il favorise la stimulation sanguine et dilate donc les vaisseaux sanguins.

Résultat sur moi pores dilaté es nettoyé après se bain de vapeur j'ai eu énormément de résultats avec cette technique moins de point noir es de bouton en générale mélangé avec des sachée de thé et du tea tree pour donné encore plus de résultat

Arbre a thé (tea tree)

L'huile essentielle de Tea Tree est très recommandée contre les maladies de la peau, mais surtout contre l'acné. Il nettoie et purifie la peau empêchent la multiplication des bactéries responsables des boutons elle aura tendance à donner des irritations ou à assécher les peaux sèches. Donc je déconseille fortement pour les peaux sèche ces un produit a utilisé sur les peaux mixtes ou grasses je vous conseil de l'utilisé directement sur le bouton ou a utilisé au quotidien mais vraiment quelque goute par exemple dans votre crème de jour je déconseille de l'utilisé sur une long période car il y a des risque d'assèchement de la peau

La malbouffe a évité

La nourriture joue un rôle importent dans tous se qui es en rapport avec l'acné surtout chez certaine personne sa pourrait même être la cause de l'apparition de l'acné ou l'aggravation plus on avance dans le temps plus les gens mange mal et industriel fastfood sucre raffiné aliment avec plein de gras saturé viande et lait plein d'hormones et d'antibiotiques je vous conseil d'arrêté tous sa et de mangé plus sainement fruits légumes aliments non transformé

Le lait et fromage a évité

Le lait et vraiment mauvais pour votre peaux les acide gras contenue dans le lait de vache favorise l'apparition de l'acné le lait peut dérégler la faune et la flore intestinal je vous conseil donc d'arrêté le lait de vache et le remplacé par du lait végétale (riz, chanvre, le lait de soja peut-être bue mais avec modération, lait d'amande) le faite d'arrêté le lait ma permit d'avoir une meilleure peau et moins de problème de digestion

Le sucre joue un rôle important dans l'acné important dans l'acné

Ce phénomène pourrait s'expliquer car un régime alimentaire riche en sucre favoriserait l'augmentation de l'insuline, des hormones et autres produits chimiques qui favoriserait l'acné Remplacez le sucre de table par du miel et du sirop d'agave (extrait de la sève d'un cactus) qui possèdent un goût très sucré pour un IG plus bas et qui apportent en plus de minéraux il y aurait des rapport entre le stress et le sucre on ces que le stress et pas amis avec l'acné es que même cher certaines personnes cela peut déclenché des poussé d'acné

L'alcool néfaste pour la peau

L'alcool et très mauvais pour la peau il favorise la déshydratation Les boissons alcoolisées ont une forte teneur en sucre. Comme on a plus le voir ces très mauvais pour la peau l'alcool peut causer le phénomène d'oxydation L'alcool fait également varier les taux d'hormones elle augmente les œstrogène donc comme vous l'avait constaté l'alcool et a supprimé de votre régime contre l'acné

Le tabac ces mauvais aussi pour les boutons

Le faite de fumé épaissit la peau et bouche les pores ce qui provoque bouton es point noir parlons de la nicotine qui es un vasoconstrictrice qui réduit l'afflux sanguin au niveau de la peau, freinant ainsi le transport de molécules réparatrices a long terme les personne qui fume laisse plus de cicatrise sur leur visage que les personne qui fume pas, en limitant l'afflux sanguin, la nicotine favorise également la prolifération des bactéries en plus le tabac donne mauvais teint, ride.

Quand le stress provoque une poussé d'acné

Le stress peut jouer un rôle majeur sur l'état de votre peau le stress peut aggraver votre acné ou même déclenché votre acné quand on est stressé notre organisme crée des hormones qui joue sur la qualité de notre peau, sommeil, état général une alimentation saine et équilibré légume, fruit faire du sport après une bonne séance de sport vous vous sentirez mieux car le corps produira l'hormone du bonheur l'endorphine ou les technique de relaxation le stress peut causé d'autre problème de peaux comme Psoriasis, pellicules, eczéma, urticaire, herpès J'ai pu remarquer que le stress provoqué poussé d'acné et eczéma chez moi même si il es compliqué de faire disparaitre le stress j'ai réussi a le diminué en pratiquant du sport et en méditant .

Le soleil bon ou mauvais pour l'acné

Quand arrive l'été le soleil et l'acné chez certaines personne l'acné disparais mais pas pour longtemps ces du a l'épaississement de la peau une fois le soleil disparut votre peau se désépaissie es les boutons commence à apparaitre et votre peau redeviens comme avant ou même pire que avant chez d'autre personne le soleil aggrave l'état de la peau du a la surproduction de sébum a cause de la peau qui s'assèche

Pour contré se phénomène il faut appliquer une crème solaire à indice élevé toute les 2 heures évité aussi de sortir entre 11h00 et 15h30

Personnellement le soleil me donne un visage plus beau sur le coup une fois la fin de l'été grosse poussé d'acné.

L'hydratation une astuce beauté anti acné

L'hydratation et la base pour avoir un corps en bonne santé le corps et composé de 70 % d'eau boire minimum 1,5 litre par jours et plus que bénéfique

L'eau sert à avoir un joli teint et éviter les boutons disgracieux. L'épiderme est un organe d'élimination des déchets. Boire de l'eau est donc indispensable pour avoir une belle peau et pour permettre aux toxines d'être mieux éliminées, sans aggraver les imperfections. Commencé sa journée par un grand verre d'eau c'est aussi et surtout une bonne habitude santé que vous devez prendre chaque jour de votre vie si vous ne buvez pas suffisamment d'eau il y a des risque d'avoir une peau avec plus d'imperfection tout simplement car la peau et un organe et que le corps et composé de 70 % d'eau.

Oméga 3 bon pour les organes

Les omégas 3 pour le bon fonctionnement du corps du système hormonale comme on a plus le voire il est importe d'avoir un système hormonale qui fonctionne bien pour prévenir l'acné et les omégas 3 sont essentiel et important pour le corps la peau devient plus souple, plus élastique et génère une protection naturelle un effet réparateur et décongestionnant les omégas 3 son aussi bénéfique pour le stress, cœur, cerveau

Les aliments ou l'on retrouve le plus d'oméga 3 sont

L'huile de foie de morue

Le saumon

Les maquereaux

Les sardines

Les noix

L'avocat

Vous pouvait utiliser aussi des omégas 3 en gélule.

Le zinc un complément contre l'acné

Le zinc et un super complément pour les personnes atteintes d'acné

Il permet de régulé le sébum elle diminue ainsi les pores bouché donc l'acné Le zinc, inhibant la prolifération bactérienne, il aide aussi à la cicatrisation des peaux abîmées

Les aliments ou l'on retrouve le plus de zinc

Huitre

Foie de veau

Bœuf

Il peut être aussi utilisé en complément alimentaire en cure de 3-5 mois.

La levure de bière pour soulager les problèmes de peaux grasses

La levure de bière super pour les peaux grasse peut être utilisée en cure le matin dans de l'eau ou jus de fruit pour diminué se petit gouts amer comment aide telle à combattre l'acné la levure de bière et riche en minéraux ces minéraux spécifique qui es le sélénium et le chrome Le sélénium aide le corps à produire des enzymes anti oxydantes qui préviennent les dommages cellulaires en les protégeant et en les nourrissant. Il aide aussi au renouvellement cellulaire qui aide es protège la peau

Le chrome aide aussi le corps à maintenir des niveaux équilibrés en sucre dans le sang ce qui peut réduire les effets de l'acné sur le corps

La levure de bière peut être en cure de 2-4 mois à 6gr par jour.

Sport et acné

Comme on a plus le voir précédemment le stress donne de l'acné il faut savoir que L'exercice, réduit les niveaux d'hormones de stress dans le corps naturellement augmente la confiance en soi

L'exercice vous fait transpiré donc il nettoie naturellement votre corps vos pores s'ouvrent et l'excès de sébum et de saleté est éliminé naturellement

Le sport améliore la circulation. Cela donne à la peau une couleur plus rosée, plus fraîche, tandis que le système immunitaire du corps est renforcé. les inflammations, fréquentes chez les peaux à tendance acnéique, guérissent plus rapidement et surviennent moins fréquemment donc le sport es bon pour prévenir l'acné après une bonne séance oublié pas de vous lavé le visage dans l'heure qui suis pour enlevé l'excès de sébum et de bactérie expulsé pendant votre séance.

Bien dormir pour réduire l'acné

Dormir bien et quelque chose de très bénéfique pour votre peau

Le sommeil permet a votre peau de se régénéré

Quand nous dormons, notre organisme agit pour débarrasser la peau des toxines, mais aussi l'aider à cicatriser et se renouveler. Ainsi, lorsque nous réduisons notre temps de sommeil, nous réduisons également la capacité de notre corps à remplir ces fonctions. Un mauvais sommeil augmente aussi l'hormone du stress comme on a plus le voir ces mauvais pour la peau et donc votre acné un conseil qui et en rapport avec le sommeil changer souvent votre taies car les taies contienne énormément de bactérie changé la toute les 2 a 3 jour.

Ma routine contre l'acné

Dans cette partie je vais vous parlais de ma routine contre l'acné que j'utilise depuis des années et qui a radicalement changer la qualité de ma peau je commence le matin par me lavé le visage

A l'eau ensuite je fais plusieurs masques dans la semaine

- 2 masques au miel par semaine pour ces effets hydratant et anti bactérien

-un masque par semaine a l'argile verte pour absorber l'excès de sébum

- Un bain de vapeur (1 fois toutes les 2 semaines) où je rajoute un sachée de thé et 2-3 goute de tea tree qui va dilater les pores de la peau pour en éliminer les toxines et débarrasser la peau de ses impuretés

Pour les peaux sèches je déconseille de mettre du tea tree et je remplacerai le masque a l'argile vert par un masque à l'argile blanche dans ma routine

Moi j'ai eu des résultats des la deuxième semaine avec cette méthode au bout de 3-4 mois plus aucune imperfection sur mon visage un visage plus nette un meilleur et une plus grande confiance.

Ma routine alimentaire contre l'acné

Commençons par le matin je déconseille le lait qui peut dérégler votre faune et flore intestinal et qui peut dérégler aussi votre système immunitaire et votre système hormonale il sera beaucoup plus bénéfique de prendre du lait d'amande ou lait de riz je déconseille aussi de prendre du nutella ou de la confiture avec du sucre ajouté pour remplacé sa le miel qui sera nettement mieux pour tout les bien faits déjà cité le pain blanc et aussi a remplacé par du pain complet les jus de fruits a remplacé par des fruit frais

Le midi je conseil de remplacé toutes les nourritures a base de farine blanche la remplacé par de la farine complète pates complet riz complet remplacé le beurre par de l'huile d'olive et de mangé une portion de légume vert

En dessert toujours pareil on évité la nourriture industriel on préfère un fruit

Le soir on évite les aliments a indice glycémique hauts les glucides en générale ces en petite quantité en exemple mangé du saumon avec un avocat et des légumes de différente couleur betterave, carotte… les légume toujours les mangé crut car si vous les faite cuire l'indice glycémique augmentera et le soir on préfère les aliments a indice glycémique bas.

Résumé

Adoptez des habitudes saines

Optez pour une alimentation saine mangé équilibré fruits et légumes en grande quantité complément oméga 3, zinc, levure de bière , éviter le sucre industriel

L'alcool a évité tout comme le tabac

Dormez suffisamment de 7 a 8 heure par nuit minimum évite toute source de stress faite du sport médité.

www.ingramcontent.com/pod-product-compliance
Lightning Source LLC
Chambersburg PA
CBHW070319240526
45467CB00046B/2156